# Perdre du poids et/ou être en bonne santé avec des recettes saines et équilibrer.

Préface :

Pour perdre du poids et/ou être en bonne santé, nous allons vous l'expliquez dans les pages suivantes. Nous allons vous présenter 2 méthodes différentes, mais qui se ressemble beaucoup. Après c'est 2 manières différentes, ce sera à vous de choisir laquelle à adopter à votre style de vie. Dans un premier temps, nous commencerons par un régime alimentaire, qui se nomme "le régime paléo". Puis dans un second temps, nous évoquerons un régime alimentaire, qui se nomme "le régime Cétogène". À savoir que le régime cétogène ne peut pas être appliqué durant toute une vie. Il peut être mis en place qu'une petite partie de votre vie pour faire "une cure" pour remettre votre corps à 0. Tandis que le régime paléo celui-ci, est à adopter comme un nouveau mode de vie. Une fois votre décision prise, vous aurez 170 recettes pour passer à l'action.

# 5 trucs à savoir sur le régime Paléo

- Dans le cadre du régime Paléo, certaines choses sont à savoir : Premièrement, nous allons devoir revenir aux sources, à la nature, et faire un retour vers les aliments de base, non transformés comme nous pouvons en trouver habituellement dans les supermarchés (la pâte à tartiner, les boîtes de conserves, tous les plats déjà préparés saturés de sel et de sucre, toutes les sauces préparées.... Il va être nécessaire de vous refamiliariser avec les marchés sur les grandes places des centre-ville le samedi matin.

- Dans le régime paléo, il va être important d'ajouter plusieurs sources de protéines car cela va vous rendre plus fort. Alors attendez-vous à en prendre une certaine quantité. Suivant votre objectif le nombre de protéines peut varier. Si vous souhaitez être en bonne santé, ou perdre du poids, vous devrez assimiler 1,5g de protéines par kg du poids de corps. Exemple : si vous pesez 50 kg, cela donne : 50 X 1,5 = 75. Vous devrez donc manger 75g de protéines par jour. Pour avoir un ordre d'idée, un steak haché de 100g contient 25g de protéines. Autre exemple, si vous souhaitez prendre du muscle alors vous devrez assimiler 2g de protéines par poids de corps. Exemple : si vous pesez 50 kg alors le calcul est :  50 X 2 = 100g de protéines, à prendre par jour.

- Pour ce qui est des protéines, il faut toujours privilégier la qualité à la quantité (comme en toutes choses d'ailleurs). Il faut plutôt favoriser les viandes maigres :  le poulet (sans la peau), le poisson blanc. Les fruits de mer sont ainsi proposés à volonté tout comme les œufs bio. Mais pour ce qui est des œufs, il faut en priorité des œufs provenant d'une agriculture biologique. Car comme vous avez déjà pu le voir, sur chaque œuf, il y a un code-barre qui indique plusieurs informations : la provenance de celui-ci et surtout il y a une série de chiffres, juste avant le mot France, s'il provient de France.

- Ce numéro est très important, car il précise la qualité de l'œuf. Ainsi, il y a plusieurs niveaux s'échelonnant du niveau 0 au niveau 3. Plus le chiffre est élevé et plus cet œuf est mauvais pour votre santé. Par exemple le niveau 0 veut dire qu'il est bio. La poule est nourrie sainement et vit en plein air, là où elle peut courir. Tandis que le niveau 3 signifie que la poule est élevée dans une cage et qu'on l'alimente uniquement avec des produits industriels de manière à accélérer sa croissance. Ainsi, son œuf sera de mauvaise qualité. Pour un œuf classifié niveau 3, vous ne devez en manger qu'un par semaine au maximum. Pour les œufs du niveau 0 (bio), vous pouvez en avaler autant que vous voulez (dans la limite du raisonnable), c'est-à-dire que vous pouvez en manger plusieurs par jour.

- Ensuite, les fruits et les légumes doivent devenirs vos meilleurs amis, vous pourrez en mangez du matin au soir. Pour ces aliments, il faut privilégier la qualité comme toujours donc il faut trouver des produits locaux, frais, et si possible issus de l'agriculture biologique. Pour ce qui est des fruits, il faut les manger quand vous êtes à jeun, à 10h ou à l'heure du goûter. Quand vous mangez des fruits, ne mangez rien d'autre, car les fruits ne se digèrent pas de la même façon que les autres aliments. Ils doivent être digérés tout seul. Sinon, si vous mangez un fruit après un repas, celui-ci va être digéré comme les autres aliments. L'acide contenue dans l'estomac va le faire fermenter donc va produire de l'alcool, tout comme avec le raisin en fermentant qui devient du vin. Alors, ne mangez des fruits que lorsque vous êtes à jeun.

- Maintenant, nous savons depuis quelques années, que le sucre blanc est mauvais pour la santé. Dans le régime paléo, nous évitons le sucre. Cependant, le corps a besoin de sucre alors c'est pour cette raison que vous allez pouvoir utiliser le sucre naturel présent dans les fruits (le fructose) ou dans le miel etc... Mais il ne faudra jamais rajouter de sucre.

Comme vous l'avez vu dans les 5 points précédents, le régime paléo consiste donc à revenir aux sources, autrement dit, un retour à une alimentation similaire à celle de nos ancêtres. Nos ancêtres ont toujours mangé les aliments de base. L'homme n'a jamais changé drastiquement son alimentation. Cependant, un changement a été observé depuis le milieu du 20e siècle où les usines ont commencé à produire en masse (années 1950), jusqu'à aujourd'hui où l'on mange ne plus que hamburgers, Chips, sodas, bonbons ect... Ainsi, la plupart des individus ont une alimentation complètement différente de celle de nos ancêtres. Aujourd'hui, la norme est de ne manger que des produits ultras transformés (comme cité précédemment). Le corps humain n'a pas pu s'habituer à cette alimentation. Ce n'est pas dans nos gènes de manger ce type d'aliments.  C'est de là, que certaines maladies ont commencé à apparaitre.

Il faut des milliers d'années pour que nos gènes changent et s'habituent à leur environnement. Cela ne peut se faire du jour au lendemain. C'est pour cette raison que même si notre monde évolue, il faut continuer de garder une alimentation la plus proche possible de celle de nos ancêtres, c'est-à-dire ne consommer que les produits que la nature nous offre, à ne pas confondre avec les produits que les hommes fabriquent. Il ne faut pas prendre plusieurs produits et les assembler en un seul et même produit. Ainsi, pour fabriquer des chips, par exemple (produit transformé par excellence), les industriels ont utilisé des pommes de terre, du sel, des arômes artificiels, et voilà que par magie, on obtient des chips au poulet, saturées en produits chimiques.

## La question importante

Alors si vous êtes prêt à faire certains sacrifices et à manger des produits sains, alors voici quelques conseils : Premièrement, si vous souhaitez manger des aliments de qualité, des aliments que la nature met à votre disposition alors il va falloir les identifier. Par exemple, si vous êtes dans un supermarché et que vous trouvez un produit qui vous semble bon, alors, à ce moment-là

,vous devrez vous rappeler du contenu de ce livre, et vous devrez hésiter, à savoir, est ce que ce produit est bon ou non, pour ma santé ? Alors, il vous suffit de vous poser la question suivante : qui a produit cet aliment ? notre Terre ou l'homme ? Alors, afin de vous éclairer, voici quelques exemples : si vous avez une pomme dans la main et que vous vous posez cette question, la réponse est que cet aliment provient de la terre. C'est la nature qui l'a créée, elle pousse dans un arbre et l'homme n'a rien à voir avec la fabrication de cette pomme. Donc dans ce cas, bien entendu, cet aliment est bon pour votre santé.

Autre exemple ; un œuf (niveau 0), ce n'est pas l'homme qui l'a produit, c'est la poule. Maintenant, nous allons compliquer la situation : vous avez identifié un paquet de pâtes. À votre avis, est-ce bon pour votre santé ? Si vous, vous rappelez de la question initiale, est ce que ce produit vient de la nature, pousse-t-il dans un arbre ou dans la terre, ou provient-il d'un animal ? Et bien, la réponse est non. Les pâtes ne poussent pas dans un arbre ou autrement et la nature n'a pas créé les pâtes. Cet aliment provient d'un processus industriel, c'est l'homme qui produit les pâtes dans ses usines. Alors, c'est pour cette raison qu'il ne faut pas en manger. Si toutefois, vous voulez vraiment manger des glucides alors il faudra privilégier le riz par exemple, car lui, il provient de la nature.

## Produit laitier

Ainsi, cette question est capitale quand une personne ne connaît pas forcément la provenance d'un aliment. C'est grâce à cette question vous serez dans le vrai à 97%. Cependant, il existe des exceptions à cette question, comme par exemple le lait. En effet, dans le cas du régime paléo, il ne faut pas prendre de produit laitier. Il existe beaucoup d'études scientifiques qui prouvent que le lait et les produits laitiers en général ne sont pas bons pour la santé. Nous allons tenter de voir, maintenant, pourquoi les produits laitiers ne sont pas bénéfiques pour l'homme. Tout d'abord, comme vous le savez, le corps humain est très complexe. Les produits laitiers sont mauvais pour l'homme certes, mais uniquement pour les adultes. En effet, les produits laitiers ne sont bons que pour les enfants car leur organisme en a utilité pendant leur croissance.  Les enfants ont besoin de produits laitiers pour grandir mais pas n'importe lesquels. Quand ils sont bébés, le seul lait qui est bon, est celui de leur mère et non pas celui en provenance de la vache. Le lait de vache est très mauvais pour la santé de l'homme, tout simplement car il contient des facteurs de croissance nécessaires aux veaux, qui en ont besoin durant la première année de leur existence. En effet, la première année, un veau grossit d'environ 200 kilos. Alors, comme vous pouvez le constater, le lait de vache n'est pas du tout adapté pour un bébé humain. Mais ce raisonnement vaut aussi pour un adulte. Le lait de vache est toujours mauvais pour la santé quel que soit l'âge. C'est pour cette raison qu'il ne faut pas du tout en consommer. Et si exceptionnellement vous devez quand même acheter du lait alors achetez du lait de chèvre, celui-ci est plus approprié pour l'homme.

Plus tard, quand le bébé sera devenu un enfant, il pourra prendre du fromage, mais plus du tout de lait ou de yaourts. En effet, tout ce qui est mauvais dans le lait ne se retrouve presque plus dans le fromage, car le fromage est un produit fermenté. Mais, il y a encore une exception, même si l'enfant peut consommer du fromage, il ne peut pas en prendre à n'importe quelle heure. Le fromage ne peut être consommé par l'homme que le matin (comme les fruits), car on ne peut pas en manger à n'importe quelle heure. Mais le mieux finalement, c'est d'éviter d'en prendre car le fromage est un aliment crémeux donc très gras. Pour résumer, il vaut mieux éviter de consommer des produits laitiers.

# Le petit déjeuner

Maintenant, vous commencez à avoir plus de connaissances en matière de nutrition. Nous allons continuer dans cette lancée. Observons le petit déjeuner.  Voir ce qu'il est mieux d'avaler. Comme vous le savez, le petit déjeuner est le repas le plus important de la journée. En effet, si vous commencez bien la journée, vous la finirez très bien. Si par exemple, vous êtes habitué à consommer du pain/beurre/confiture, un chocolat chaud, des céréales, des biscuits etc... alors il va falloir arrêter, si vous souhaitez atteindre votre objectif, car ce type d'aliments représente tout ce qu'il ne faut pas prendre. Peut-être avez-vous l'habitude de déjeuner avec beaucoup de glucides le matin mais désormais, dès demain matin, il va falloir arrêter de manger ce type d'aliments.

Vous allez devoir changer de cap et passer à un nouveau type de petit déjeuner en vous inspirant de certains de nos pays voisins : manger plus de protéines. Ce sont les protéines qui vont vous permettre passer la matinée en pleine forme. Ainsi, pour le petit déjeuner, vous allez devoir consommer des œufs, du bacon, des légumes, des flocons d'avoines ect... Ce type de petit déjeuner sera beaucoup plus sain pour votre santé. Précédemment, la consommation importante de glucides au petit déjeuner vous faisait ressentir une sensation de somnolence vers 11 h. Il existe 2 différents types de sucre : le sucre lent et le sucre rapide. Cette information est disponible en regardant l'index glycémique d'un aliment. Plus il est élevé, plus il faudra l'éviter. C'est pour cette raison que le matin, il faut absolument éviter de manger des fruits sous peine d'avoir un pic d'insuline, dès le matin. Ainsi, le mieux, c'est de ne pas du tout en prendre le matin.

# Les questions

Vous pouvez vous demander, a juste titre, si finalement, nous pouvons ou pas consommer des glucides.  Avec toutes ces restrictions alimentaires, comment pouvons-nous cuisiner, faire des recettes, si la moitié des aliments ne sont pas utilisables ? Cependant, vous allez pouvoir constater que nous pouvons nous faire plaisir avec énormément d'aliments. Il suffit juste d'être plus créatif et laisser les idées venir à nous. A juste titre, vous pouvez vous poser la question : " si nous ne pouvons pas consommer de sucres, de produits transformés etc... Alors nous ne prendrons plus de plaisir à manger." Finalement, vous pourrez constater que même avec une restriction sur certains aliments, vous pourrez quand même prendre du plaisir à manger et à savourer de bonnes choses.

# Prendre l'habitude

Pour certains individus, ce changement de mode alimentaire sera un bouleversement alors que pour d'autres, cette nouvelle orientation sera plus facile à adopter. Suivant votre objectif, il ne faut pas appréhender ce changement comme un régime, dans lequel il faudra diminuer ses portions ou il faudra se restreindre... Pas du tout.  Il faut simplement le considérer comme un rééquilibrage alimentaire. Pour les personnes qui souhaitent perdre du poids, le suivi de la méthode paléo, ne sera pas nécessairement synonyme de diminution de la quantité de nourriture. Elles pourront continuer de manger à leur faim, ceci n'est pas le problème.  Dans ce cas, chaque aliment ingéré sera l'équivalent de véritables calories et non des calories « vides » comme les aliments transformés. En conséquence, il sera nécessaire d'avaler des quantités moindres d'aliments pour remplir votre estomac.

## Restez motivé

Il faut juste prendre l'habitude de ce nouveau type d'alimentation et l'adopter progressivement. Quel que soit votre objectif, vous finirez par y arriver. Si vous avez décidé de lire cet ouvrage, c'est que vous êtes motivé. Chaque fois que vous hésitez et que vous pensez que vous allez abandonner, rappelez-vous, pourquoi vous avez commencé. Ceci va vous remotiver immédiatement. N'écoutez pas votre voix intérieure qui vous dit "allez, un petit excès, juste une fois". Vous savez parfaitement que si vous ''craquez '' juste une fois, vous céderez obligatoirement de très nombreuses fois par la suite. Par défaut, votre cerveau choisira toujours la facilité. Si vous l'écoutez, il choisira toujours les chips ou les viennoiseries plutôt que de faire l'effort de préparer quelque chose de sain. Si vous avez décidé quelques choses, faites-le !

## Conclusion

Pour conclure et comme vous l'aurez constaté auparavant, pour être en bonne santé, il faut suivre le mode alimentaire de nos ancêtres. Cette alimentation saine et équilibrée est parfaite pour nous et c'est elle qui va nous permettre de dépasser la barre des 100 ans. Il vous faudra donc exclure de votre alimentation :  la farine, les sucres rapides, la crème fraîche, les yaourts et tous les autres produits industriels... Privilégiez les aliments issus de l'agriculture biologique.

## Introduction cétogène

Le corps humain est bien adapté à cette forme de régime. Une personne qui pratique un régime cétogène n'impose aucunement un état non naturel ou malsain à son corps. Dans la culture humaine, les périodes pendant lesquelles le régime alimentaire humain contenait peu de glucides était d'avantage la règle que l'exception. L'organisme s'adapte au manque de glucides.

Le foie produit des cétones à partir de graisses et nos cellules ont peu de mal à les utiliser. Tout comme un véhicule hybride ayant la possibilité d'utiliser potentiellement de l'électricité ou du carburant, nos cellules peuvent potentiellement utiliser du fructose (glucose) ou des cétones comme source d'énergie.

## La céto c'est quoi ?

Une alimentation Cétogène est pauvre en glucides (sucres rapides et lents) mais riche en protéines et en lipides (graisses). Ce mode d'alimentation vous aide à transformer votre corps en un moteur qui brûle les graisses ! En conséquence, ce régime est connu pour son impact positif sur la perte de poids, mais aussi sur l'état de santé et la forme physique.

Le mot "céto" dérive de cétones ou corps cétoniques. Les cétones sont des composés formés par le foie à partir des graisses comme source d'énergie. Il s'agit d'une forme supplémentaire de nutrition pour le corps qui ne dispose plus des glucides comme source d'énergie. Le cerveau, qui est un grand consommateur de glucose, peut également utiliser des cétones si nécessaire. Il s'adapte et comprend comment bien fonctionner même en l'absence de glucides dans notre alimentation !

## Comment ça fonctionne ?

Dans les régimes cétogènes, notre nourriture est généralement composée de 5 pour cent de sucres, de 15 à 35 pour cent de protéines et de 60 à 80 pour cent de lipides (en apport calorique). En revanche, le régime dit "sain", conventionnel, comprend environ 50 pour cent de glucides, 35 pour cent de lipides et 15 pour cent de protéines (50/35/15... est-ce une réduction de la notion de bonne santé néanmoins ?).

Les cétones ne se forment iniquement lorsque relativement peu de glucides sont consommés (moins de 20 g par jour, idéalement), ce qui a pour conséquence de réduire considérablement la teneur en insuline et, par conséquent, de stimuler l'oxydation (le "brûlage") des graisses.

Par conséquent, le corps qui fonctionnait principalement avec les glucides tirerait plutôt toutes les ressources nécessaires pour agir, dans les graisses. L'insuline est la protéine responsable de la gestion du glucose. Elle a pour tâche de diminuer la glycémie.

Néanmoins, une fois l'insuline fabriquée, elle a pour malheureux effet secondaire de déclencher le stockage des graisses. Cela empêcherait alors l'absorption de ce qui est déjà présent dans le corps.

En résumé, à mesure que les niveaux d'insuline diminuent, les graisses des réserves et du carburant sont absorbées plus rapidement par le foie.

Voilà pourquoi, il faut avoir une alimentation cétogène

De plus, lorsque le corps libère des cétones, il est considéré comme étant en cétose. Cette condition est normale. Le corps est impliqué lors d'un jeûne (privation de nourriture). Le régime cétogène simule ainsi cette condition (en réduisant le taux d'insuline) tout en continuant à délivrer des plaisirs gustatifs avec tous les effets bénéfiques du jeûne. (Tout bénéfice...!)

**Pourquoi manger céto ?**

L'alimentation cétogène est un moyen très efficace d'aider à la perte de poids. Mais ce n'est pas que ça !

Oui, il aide, entre autre, à renforcer sa concentration, à augmenter son endurance physique, à améliorer sa santé (tension, cholestérol, glycémie), à retarder le développement du diabète de type 2, et est également prescrit pour le diagnostic de l'épilepsie.

Gros avantage et rien de négatif: le visage est plus éclatant (au revoir les imperfections!), et plus propre (vivez la jeunesse éternelle !).

## La céto, ce n'est pas la même pour tout le monde ...

Le régime cétogène est sain pour le reste des gens.

Cependant, il existe de rares situations où certains changements doivent être apportés : - Si vous suivez un traitement contre le diabète de type 1, ce plan est utile pour aider à contrôler la glycémie, mais certaines mesures doivent être prises.

- Lorsque vous prenez un médicament pour la tension artérielle, ce régime devrait vous aider à réduire votre tension artérielle et peut-être à la ramener à la mesure habituelle. Néanmoins, cela peut être suivi périodiquement permettant de manger moins de sel, comme suggéré au début d'un régime céto.

- Lorsque vous allaitez, il est important d'utiliser un régime céto mais de manière plus détendue. De cette façon, vous pouvez réduire le poids pris pendant la grossesse tout en aidant à ajouter une nutrition saine à votre corps et à votre bébé. Pour ce faire, vous devez augmenter la limite de glucides à 50 g par jour au lieu des 20 g quotidiens, normaux.

Toutes ces spécificités sont fournies à titre indicatif, mais dans de telles situations, il vaut mieux se faire accompagner par un professionnel de la santé!

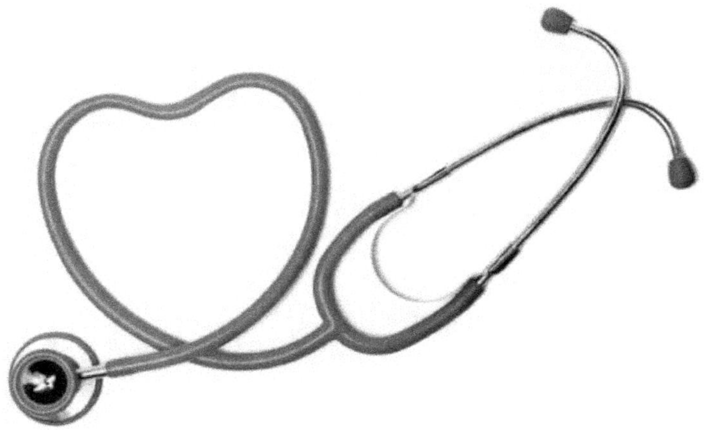

## Que mange-t-on en céto ?

Pour le régime céto il est nécessaire d'être en dessous des 50 grammes de glucides par jour. Ceci est le maximum, mais le mieux serait d'avoir comme objectif les 20g de glucides par jour. Moins vous mangerez de glucides par jour plus la céto sera efficace.

## Aliments à privilégier :

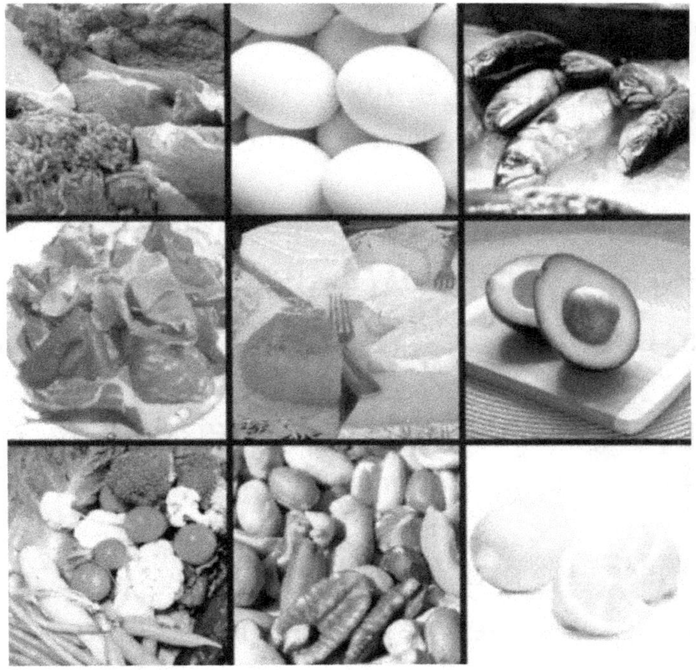

Cependant, il existe de rares situations où certains changements doivent être apportés: Si vous suivez un traitement contre le diabète de type 1, ce plan est utile pour aider à contrôler la glycémie, mais certaines mesures doivent être prises.

Les bonnes huiles sans matières grasses hydrogénées (huile d'olive, huile de noix, huile de lin, huile de coco, huile d'avocat,...)

Les matières grasses naturelles animales (graisse de canard, graisse d'oie, saindoux, suif de boeuf)

Les graines et fruits oléagineux (graines de chia, de lin, noix, macadamia...),

Les sources de protéines : les viandes rouges, les volailles, les poissons (gras de préférence : sardines, maquereaux, saumon...), les œufs...

Sans oublier les légumes faibles en glucides : chou-fleur, courgette, choux, épinards, brocolis...

Les produits laitiers (si on n'est pas intolérant) : faites vous plaisir avec le beurre, les fromages, et la crème...

On peut tolérer les fruits les plus faibles en glucides comme les avocats, les fruits rouges ou la rhubarbe.

## Aliments à éviter :

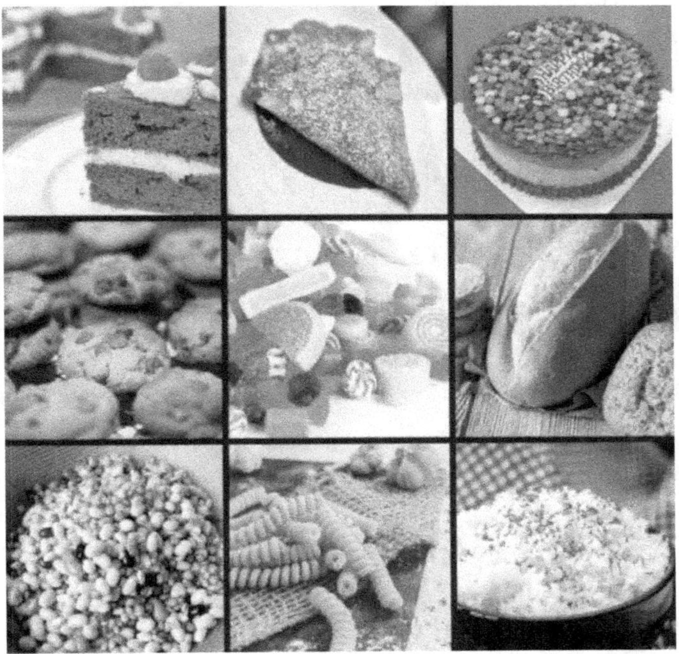

Tous les sucres (blanc, roux, sirop d'agave, miel...)

Les produits fait à base de céréales (comme le pain, les pâtes, le riz...)

Les aliments riches en amidon : pommes de terre, patate douce

Les légumineuses (lentilles, haricots rouges/blancs,…)

Les plats et sauces préparés

Les produits sucrés (tels que les gâteaux, les bonbons, les confitures…)

Les fruits très sucrés (bananes, pommes, dattes…).

Pains, viennoiseries, céréales

Pâtes, riz, pommes de terre, semoule, maïs, quinoa, sarrasin, légumes secs

Plats cuisinés

Biscuits, pâtisseries

Chocolat à moins de 85 % de cacao, bonbons, confiture, miel

Fruits sauf les peu sucrés

Sodas sauf light à 0 % de sucre.

## Que boit-on en céto ?

La base: l'eau se boit naturellement (beaucoup! 1,5 à 2 litres par jour!), Et toutes les autres boissons ne contiennent ni sucre ni alcool.

Boissons idéales à servir à volonté : café, thé, infusion, eau de fruits, ...

Boissons à consommer avec modération: alcools secs (vodka, gin, whisky, ...), vin rouge, vin blanc sec, champagne.

## Comment être en cétose ?

Plusieurs éléments devraient nous permettre d'entrer dans la cétose et augmenter notre développement de cétones. Voici quelques lois à respecter si vous souhaitez automatiser ceci:

1. Limitez les glucides. Ne mangez pas plus de 20 g de glucides par jour (les fibres ne sont pas incluses). Consulter la table de l'Anses Ciqual pour plus de détails sur les macro nutriments alimentaires
2. Obtenez suffisamment de protéines. Il est nécessaire de manger ce dont votre corps a besoin. Le niveau prescrit est de 1,2 à 2 g par jour (selon l'activité physique) et par kilo de corps. Par exemple, pour un homme de 80 kg, 96 à 160 g de protéines devraient faire l'affaire.
3. Garnir de gras. Surtout n'hésitez pas à manger des matières

grasses pour cette sensation d'épanouissement. Contrairement à d'autres régimes qui vous affligent, celui-ci vous aidera à vous sentir bien afin que vous ne ressentiez pas le sentiment de frustration. Mais ne vous forcez pas non plus, il n'y a pas de "quota" à atteindre. Le bon niveau de graisse est celui qui donne envie

4. Évitez de grignoter. Lorsque la faim vous vient à l'esprit, demandez-vous si vous avez encore faim ou si ce n'est qu'un réflexe. Lorsque vous avez consommé beaucoup lors des repas, vous n'aurez plus besoin de grignoter.

5. Recherchez le jeûne intermittent (par exemple, manger pendant 8 heures et jeûner pendant 16 heures par jour).

6. Pratiquer du sport. Une telle recommandation n'est pas

obligatoire pour rester en cétose, mais elle accélère le cycle et afin de perdre plus facilement du poids.

7. Dormir suffisamment. Le manque de sommeil et le stress peuvent augmenter le taux de glucose dans le sang. Cela retardera la transition vers la cétose et la perte de poids.

## Comment savoir si on est en cétose ?

Il existe des méthodes pour calculer de manière fiable les quantités de cétones dans le sang ou dans l'urine par différents moyens. Cependant, cela n'est généralement pas nécessaire pour le savoir.

Tout symptome clair vous aide à déterminer si vous êtes en cétose :

Une sensation douloureuse dans la gorge. Le plus souvent, sensation de soif. Vous pouvez même avoir un goût métallique dans la bouche.

Une envie récurrente d'uriner. Elle est attribuée au fait que vous avez bu d'une part (voir point précédent) et aux corps cétoniques qui sont expulsés dans l'urine, d'autre part. De plus, comme vous ne consommez pratiquement plus de glucides, moins d'eau est stockée dans votre corps et vous allez plus souvent aux toilettes !

Au début, il est possible de sentir une odeur fétide provenant de la bouche, mais cela est temporaire. Cette odeur provient des corps cétoniques que le corps libère.

Nous avons moins faim! Parce que le corps s'habitue à utiliser ses réserves de graisse pour travailler, certaines personnes ont moins faim. Nous sommes également plus disposés à ne prendre qu'un ou deux repas par jour, sans problème.

Nous avons plus de force! Après les premiers jours de transition vers le régime céto, une régénération de la force peut être ressentie. Cela peut devenir un esprit apaisé, un cerveau renforcé ou même une sensation d'euphorie! (Vous vous souvenez du film Limitless? Si c'est le cas, c'est une image exceptionnelle pour ce que vous pourriez ressentir).

Mais attention! La plupart des nouveaux arrivants font l'erreur de transformer ce désir d'apprendre, en obsession. N'oubliez pas que l'alimentation cétogène est un processus et non une fin. Une façon de rester en forme. Pour aider à perdre du poids. Pour contrôler l'inflammation ou les problèmes digestifs. Un dernier moyen d'atteindre ces objectifs :

Au lieu de vous préoccuper si vous êtes en cétose ou pas. Concentrez-vous plutôt sur le fait d'atteindre vos objectifs. Restez fixé sur votre objectif de perte de poids ou d'avoir plus d'énergie ou comment se déroule votre digestion ... Ce type de question est plus important et essayez de faire certains tests et ajustez jusqu'à, que vous trouviez l'alimentation parfaite, qui vous convient.

## Effets secondaires ou "Grippe cétogène"

Une fois qu'un régime cétogène commence, l'organisme doit modifier son métabolisme. Changer d'alimentation n'est pas aussi facile que ça. Votre métabolisme a toujours été habitué à prendre des glucides, alors maintenant il doit s'adapter à consommer des graisses comme source d'énergie et produire des cétones.

De nombreux symptômes indésirables seront également ressentis au cours de la 1ère ou 2ème semaine comme des maux de tête, un épuisement général, des étourdissements, des nausées légères, des troubles de la concentration, une perte d'énergie, une simple irritabilité, ...

Si vraiment vous ressentez ce genre d'effet, alors, ne vous inquiétez pas, cela va finir par s'atténuer. Au mieux, cela durera moins d'une semaine et au pire 2 semaines. Mais une fois cette phase passée, votre métabolisme brulera un maximum de gras.

N'oubliez pas, cependant, que de tels signes ne sont pas une fatalité. En fonction de votre physiologie, vous pouvez ne ressentir aucun de ces symptômes. Vous n'auriez pu remarquer aucun d'eux. C'est le cas avec certains individus. Finalement, vous ne le découvrirez qu'en l'adoptant, de toutes façons.

## Comment y remédier?

Lors de la pratique d'un régime riche en glucides, plus d'énergie est stockée dans le corps. À la fin du régime cétogène, l'eau restante commence à se dissiper. Ce régime contribue souvent à l'épuisement des électrolytes / minéraux (sodium, magnésium, potassium) et à une sensation de famine tant que le corps n'est pas modifié.

Alors, un des moyens les plus utiles pour faire passer les effets de cette grippe cétogène, est de boire beaucoup d'eau et d'ingurgiter plus de sel riche en sodium, comme le sel de Guérande ou le sel rose de l'Himalaya. Le plus facile est de bien saler les plats ou de prendre des compléments alimentaires.

Astuce de Pro: les bouillons d'os et les cubes de bouillon bien salés fonctionnent aussi très bien.

## Et maintenant ?

Et, maintenant, on démarre, plus de temps à perdre.  Il va juste falloir s'adapter durant la première ou la deuxième semaine. Mais après, vous serez forcément satisfait des résultats. Le meilleur moyen de savoir, si manger cétogène est concluant, c'est d'essayer d'observer les résultats que vous aurez obtenus. Certes, au début cela peut paraître difficile, et ceci est complètement normal. Il faut un petit temps pour s'adapter. Pour certains ce changement ne va pas être difficile. C'est pour cette raison, que nous vous avons préparé les meilleures recettes. Afin de vous aider dans ce changement, et apprécier de nouvelles saveurs. Alors c'est parti, bonne dégustation et bon appétit.. !

Nous mettons à votre disposition un programme de recettes, des menus de la semaine, et bien sûr d'autres recettes détaillées pour réaliser vos propres menus de la semaine.

# Recettes cétogènes : les menus de la semaine

## Lundi

## Déjeuner :

- 
  - 30 g de carottes râpées, 1 cuil. à soupe d'huile de noix
  - Escalope de veau à la crème : 120 g de veau, 50 g de champignons, 3 cuil. à soupe de crème fraîche

## Dîner :

- 
  - Tomates (50 g) en salade, 2 cuil.à soupe d'huile d'olive
  - Gratin de gambas : 200 g de gambas, 2 cuil. À soupe de crème fraîche, 30 g d'emmental râpé

## Mardi

## Déjeuner :

- 
  - Salade d'artichaut (50 g), sardines, olives, 2 cuil. à soupe d'huile d'olive
  - Gratin à l'italienne **P 30**

# Dîner

- 
  - fleurettes de chou-fleur (50 g), 2 cuil. à soupe de mayonnaise
  - 2 œufs cocotte : cuits au four avec 2 cuil. à soupe de crème fraîche
  - 1 yaourt de soja nature

## Mercredi

# Déjeuner:

- 
  - rillettes de maquereau : 50 g de maquereau mixé, 1 cuil. à soupe d'huile de colza, jus de citron
  - 2 côtes d'agneau poêlées + 50 g de curry de légumes : courgette, brocoli, chou-fleur, 1 cuil. à soupe d'huile de noix de coco, 1/4 cuil. à café de curry
  - 1 carré de chocolat à plus de 85 % de cacao

# Dîner:

- 
  - saumon (150 g) mariné à l'huile d'olive et citron
  - tomates (50 g) confites avec 2 cuil. à soupe d'huile d'olive, 30 g de mozzarelle

## Jeudi

## Déjeuner:

- 
  - salade d'endives (50 g) aux noix et roquefort (30 g), 2 cuil. à soupe d'huile de noix
  - poulet rôti (1 cuisse) + haricots verts (50 g), une noix de beurre, persil

## Dîner:

- 
  - asperges (50 g), 2 cuil. à soupe d'huile d'olive
  - soufflé au fromage : 1 jaune d'œuf, 2 cuil. à soupe de crème fraîche, 40 g de comté, 1 blanc d'œuf en neige

## **Vendredi**

## Déjeuner:

- 
  - potage aux amandes et curry : 50 g de potiron, 25 g d'amandes, 15 cl de lait de coco, curry, coriandre • bœuf aux légumes sautés
  - panna cotta vanille et groseilles : 9 cl de crème fleurette, 30 g de groseilles, 1/2 feuille de gélatine, 1 cuil. à soupe d'édulcorant en poudre, quelques graines extraites d'une gousse de vanille

## Dîner

- •
  - o 1 avocat, 1 cuil. à soupe d'huile de colza et jus de citron
  - o 1 côte de porc poêlée (huile de colza)

## Samedi

## Déjeuner

- •
  - o salade de poulet vinaigrette coco **P 32**
  - o shirataki au pesto
  - o crème au citron : 10 cl de crème fleurette, 1 jaune d'œuf, 1 cuil. à café d'édulcorant en poudre, le zeste râpé d'1/4 de citron (cuisson au four au bain-marie)

## Dîner

- •
  - o saucisson sec (5 tranches)
  - o champignons (50 g) à la crème (2 cuil. à soupe de crème épaisse) persillés
  - o 1/8e de camembert (30 g)

## Dimanche

## Déjeuner:

- 
  - tartare de thon : 50 g de thon en dés, 1 échalote émincée, 1 cuil. à soupe d'huile de colza, 1 cuil. à café de jus de citron
  - steak poêlé (huile de colza) + 30 g de petits pois braisés, 1 cuil. à café de beurre, 2 feuilles de salade, 1/2 petit oignon
  - 30 g de comté

## Dîner:

- 
  - 1 concombre, 2 cuil. à soupe de crème fraîche
  - poulet (1 filet), 2 cuil. à soupe d'huile de colza, paprika

**Petits-déjeuners et goûter cétogènes**

Petits déjeuners à la carte

Café ou thé non sucré

+ AU CHOIX : 30 g de pain cétogène (3 œufs, 75 g de poudre d'amandes, 25 g de beurre, 1 sachet de levure) + 2 cuil. à café de beurre OU 1 poignée d'oléagineux (noix, pistaches, amandes) OU 2 œufs

+ AU CHOIX : 1 carré de chocolat noir à plus de 85 % de cacao OU 50 g de fruits rouges (fraises, myrtilles, cassis…)

**Goûters à la carte**

1 smoothie noix de macadamia/ coco (12,5 cl de lait de coco, 50 g de noix de macadamia, 1 goutte d'arôme banane)

2 boules coco façon truffes brésiliennes

1 part de tarte fraises chantilly

## Conclusion

Voici un programme type des menus pour la semaine, vous pouvez les modifier avec les autres recettes que nous vous proposons ci-dessous. Vous pouvez très bien aussi acheter un planificateur de menus pour vous aider à programmer vos repas de la semaine. Mais pour ce qu'il s'agit du régime cétogène, comme vous l'avez vu auparavant, il y a beaucoup de bénéfices mais il ne doit pas être suivi sur du long therme, juste durant quelques moments de votre vie, un peu comme une cure.

## AVERTISSEMENT

Les idées et opinions dans cet ouvrage ont une visée purement éducative. Bien que basées sur de nombreuses études et publications scientifiques, les conclusions tirées ne peuvent en aucun cas remplacer un conseil médical, un diagnostic, ni être utilisées comme base de traitement sans l'avis d'un professionnel de santé. Il est rappelé que cet ouvrage est vendue sous réserve que le lecteur soit bien conscient qu'à aucun moment, le contenu du livre puisse être perçu comme un conseil médical provenant des auteurs ou de l'éditeur qui déclinent toute responsabilité pour tous dommages causés ou censés être causés directement ou indirectement par l'utilisation, l'application ou l'interprétation du contenu exposé. Nous rappelons que les changements produits sur l'organisme par une modification de régime alimentaire peuvent avoir des conséquences si vous êtes sous traitement médical. Nous attirons votre attention sur l'importance de tenir informés les professionnels de santé qui vous suivent, des changements que vous souhaiteriez entreprendre.

Et maintenant, nous vous avons déniché cette sélection suivante de 170 recettes salées et sucrées pour mincir tout en vous faisant plaisir. Bon appétit et bonne dégustation :)

En vous remerciant d'avoir lu ce livre,
nous espérons que ce livre vous à plus.
Bonne continuation pour la suite, il
vous reste plus qu'à passer à l'action et
atteindre tous vos objectifs que vous
avez prévus :)

Maintenant à vous de jouer. Vous allez pouvoir écrire vos propres recettes saines. Afin d'atteindre vos objectifs, avec un sommaire pour retrouver plus facilement vos recettes. Bonne dégustation, et bon appétit.

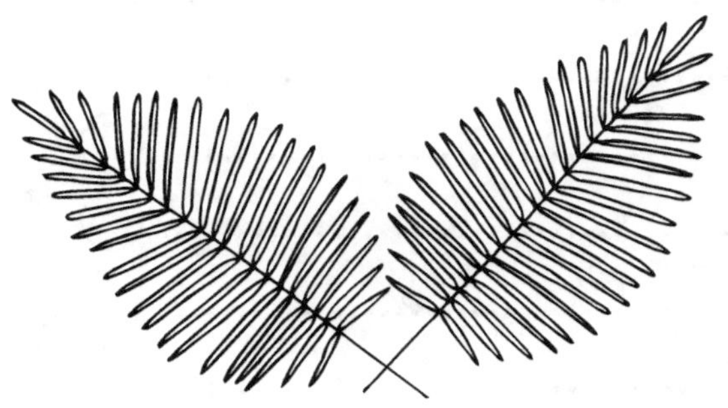

|  | Entrée | Plat | Dessert |  |  |
|---|---|---|---|---|---|
| 1 | ○ | ○ | ○ | ○ | ○ |
| 2 | ○ | ○ | ○ | ○ | ○ |
| 3 | ○ | ○ | ○ | ○ | ○ |
| 4 | ○ | ○ | ○ | ○ | ○ |
| 5 | ○ | ○ | ○ | ○ | ○ |
| 6 | ○ | ○ | ○ | ○ | ○ |
| 7 | ○ | ○ | ○ | ○ | ○ |
| 8 | ○ | ○ | ○ | ○ | ○ |
| 9 | ○ | ○ | ○ | ○ | ○ |
| 10 | ○ | ○ | ○ | ○ | ○ |
| 11 | ○ | ○ | ○ | ○ | ○ |
| 12 | ○ | ○ | ○ | ○ | ○ |
| 13 | ○ | ○ | ○ | ○ | ○ |
| 14 | ○ | ○ | ○ | ○ | ○ |
| 15 | ○ | ○ | ○ | ○ | ○ |
| 16 | ○ | ○ | ○ | ○ | ○ |
| 17 | ○ | ○ | ○ | ○ | ○ |
| 18 | ○ | ○ | ○ | ○ | ○ |
| 19 | ○ | ○ | ○ | ○ | ○ |
| 20 | ○ | ○ | ○ | ○ | ○ |
| 21 | ○ | ○ | ○ | ○ | ○ |
| 22 | ○ | ○ | ○ | ○ | ○ |
| 23 | ○ | ○ | ○ | ○ | ○ |
| 24 | ○ | ○ | ○ | ○ | ○ |

| | Entrée | Plat | Dessert | | |
|---|---|---|---|---|---|
| 25 | ○ | ○ | ○ | ○ | ○ |
| 26 | ○ | ○ | ○ | ○ | ○ |
| 27 | ○ | ○ | ○ | ○ | ○ |
| 28 | ○ | ○ | ○ | ○ | ○ |
| 29 | ○ | ○ | ○ | ○ | ○ |
| 30 | ○ | ○ | ○ | ○ | ○ |
| 31 | ○ | ○ | ○ | ○ | ○ |
| 32 | ○ | ○ | ○ | ○ | ○ |
| 33 | ○ | ○ | ○ | ○ | ○ |
| 34 | ○ | ○ | ○ | ○ | ○ |
| 35 | ○ | ○ | ○ | ○ | ○ |
| 36 | ○ | ○ | ○ | ○ | ○ |
| 37 | ○ | ○ | ○ | ○ | ○ |
| 38 | ○ | ○ | ○ | ○ | ○ |
| 39 | ○ | ○ | ○ | ○ | ○ |
| 40 | ○ | ○ | ○ | ○ | ○ |
| 41 | ○ | ○ | ○ | ○ | ○ |
| 42 | ○ | ○ | ○ | ○ | ○ |
| 43 | ○ | ○ | ○ | ○ | ○ |
| 44 | ○ | ○ | ○ | ○ | ○ |
| | ○ | ○ | ○ | ○ | ○ |
| | ○ | ○ | ○ | ○ | ○ |
| | ○ | ○ | ○ | ○ | ○ |
| | ○ | ○ | ○ | ○ | ○ |

Date : ..........................

# Recettes 1 :

..................................................................................

.......... .......... .......... ..........

Parts     Temps de préparation     Temps de cuisson     Température du four

## Préparation :

..................................................................................

..................................................................................

..................................................................................

..................................................................................

..................................................................................

..................................................................................

..................................................................................

..................................................................................

..................................................................................

..................................................................................

## Ingrédients :

..................................................................................

..................................................................................

..................................................................................

..................................................................................

## Notes sur 5 :  ♡ ♡ ♡ ♡ ♡

..................................................................................

..................................................................................

..................................................................................

..................................................................................

Date : .....................

# Recettes 2 :

.................................................................

Parts  Temps de préparation  Temps de cuisson  Température du four

Préparation :

Ingrédients :

Notes sur 5 :  ♡ ♡ ♡ ♡ ♡

Date : ............................

# Recettes 3 :

........................................................

Parts .............  Temps de préparation .............  Temps de cuisson .............  Température du four .............

## Préparation :

........................................................
........................................................
........................................................
........................................................
........................................................
........................................................
........................................................
........................................................
........................................................
........................................................

## Ingrédients :

........................................................
........................................................
........................................................
........................................................

## Notes sur 5 :   ♡ ♡ ♡ ♡ ♡

........................................................
........................................................
........................................................
........................................................

Date : .....................

# Recettes 4 :
..................................................................

**Parts** .............

**Temps de préparation** .............

**Temps de cuisson** .............

**Température du four** .............

## Préparation :

..................................................................
..................................................................
..................................................................
..................................................................
..................................................................
..................................................................
..................................................................
..................................................................
..................................................................
..................................................................

## Ingrédients :

..................................................................
..................................................................
..................................................................
..................................................................

## Notes sur 5 :   ♡ ♡ ♡ ♡ ♡

..................................................................
..................................................................
..................................................................
..................................................................

Date : .....................

# Recettes 5 :

.................................................................

Parts          Temps de          Temps de          Température
               préparation       cuisson           du four

## Préparation :

.................................................................
.................................................................
.................................................................
.................................................................
.................................................................
.................................................................
.................................................................
.................................................................
.................................................................
.................................................................

## Ingrédients :

.................................................................
.................................................................
.................................................................
.................................................................

## Notes sur 5 :     ♡  ♡  ♡  ♡  ♡

.................................................................
.................................................................
.................................................................
.................................................................

# Date : .....................

# Recettes 6 :
.................................................................

............ ............ ............ ............

Parts | Temps de préparation | Temps de cuisson | Température du four

## Préparation :

............................................................
............................................................
............................................................
............................................................
............................................................
............................................................
............................................................
............................................................
............................................................
............................................................

## Ingrédients :

............................................................
............................................................
............................................................
............................................................

## Notes sur 5 :  ♡ ♡ ♡ ♡ ♡

............................................................
............................................................
............................................................
............................................................

Date : .........................

# Recettes 7 :

....................................................................

Parts .......... | Temps de préparation .......... | Temps de cuisson .......... | Température du four ..........

## Préparation :

....................................................................
....................................................................
....................................................................
....................................................................
....................................................................
....................................................................
....................................................................
....................................................................
....................................................................

## Ingrédients :

....................................................................
....................................................................
....................................................................
....................................................................

Notes sur 5 :   ♡ ♡ ♡ ♡ ♡

....................................................................
....................................................................
....................................................................
....................................................................

Date : ......................

# Recettes 8 :
..............................................................

......................  ......................  ......................  ......................

Parts | Temps de préparation | Temps de cuisson | Température du four

## Préparation :

..............................................................
..............................................................
..............................................................
..............................................................
..............................................................
..............................................................
..............................................................
..............................................................
..............................................................
..............................................................

## Ingrédients :

..............................................................
..............................................................
..............................................................
..............................................................

## Notes sur 5 :   ♡ ♡ ♡ ♡ ♡

..............................................................
..............................................................
..............................................................
..............................................................

# Recettes 9 :

Date : .....................

Parts ............

Temps de préparation ............

Temps de cuisson ............

Température du four ............

## Préparation :

..........................................................

..........................................................

..........................................................

..........................................................

..........................................................

..........................................................

..........................................................

..........................................................

..........................................................

..........................................................

## Ingrédients :

..........................................................

..........................................................

..........................................................

..........................................................

## Notes sur 5 :   ♡  ♡  ♡  ♡  ♡

..........................................................

..........................................................

..........................................................

..........................................................

Date : ....................

# Recettes 10 :

..............................................................

.............  ...............  ..............  ..............
Parts        Temps de          Temps de        Température
             préparation       cuisson         du four

## Préparation :

..............................................................
..............................................................
..............................................................
..............................................................
..............................................................
..............................................................
..............................................................
..............................................................
..............................................................

## Ingrédients :

..............................................................
..............................................................
..............................................................
..............................................................

## Notes sur 5 :   ♡ ♡ ♡ ♡ ♡

..............................................................
..............................................................
..............................................................
..............................................................

Date : ..................

# Recettes 11 :

.....................................................................

.............  ............  ............  ............

Parts    Temps de préparation    Temps de cuisson    Température du four

## Préparation :

.....................................................................
.....................................................................
.....................................................................
.....................................................................
.....................................................................
.....................................................................
.....................................................................
.....................................................................
.....................................................................
.....................................................................

## Ingrédients :

.....................................................................
.....................................................................
.....................................................................
.....................................................................

## Notes sur 5 :  ♡ ♡ ♡ ♡ ♡

.....................................................................
.....................................................................
.....................................................................
.....................................................................

Date : .....................

# Recettes 12 :

................................................................

........... ........... ........... ...........

Parts | Temps de préparation | Temps de cuisson | Température du four

## Préparation :

................................................................
................................................................
................................................................
................................................................
................................................................
................................................................
................................................................
................................................................
................................................................
................................................................

## Ingrédients :

................................................................
................................................................
................................................................
................................................................

## Notes sur 5 :   ♡ ♡ ♡ ♡ ♡

................................................................
................................................................
................................................................
................................................................

Date : ........................

# Recettes 13 :

............................................................

........... ........... ........... ...........

Parts | Temps de préparation | Temps de cuisson | Température du four

## Préparation :

........................................................................

........................................................................

........................................................................

........................................................................

........................................................................

........................................................................

........................................................................

........................................................................

........................................................................

## Ingrédients :

........................................................................

........................................................................

........................................................................

........................................................................

## Notes sur 5 :   ♡ ♡ ♡ ♡ ♡

........................................................................

........................................................................

........................................................................

........................................................................

Date : ...................

# Recettes 14 :

...............................................................

........... Parts ........... Temps de préparation ........... Temps de cuisson ........... Température du four

## Préparation :

...............................................................
...............................................................
...............................................................
...............................................................
...............................................................
...............................................................
...............................................................
...............................................................
...............................................................
...............................................................

## Ingrédients :

...............................................................
...............................................................
...............................................................
...............................................................

## Notes sur 5 :   ♡ ♡ ♡ ♡ ♡

...............................................................
...............................................................
...............................................................
...............................................................

Date : ....................

# Recettes 15 :

..............................................................

🍴 ............ 🕐 ............ 🍲 ............ 🔥 ............

| Parts | Temps de préparation | Temps de cuisson | Température du four |

## Préparation :

..............................................................
..............................................................
..............................................................
..............................................................
..............................................................
..............................................................
..............................................................
..............................................................
..............................................................

## Ingrédients :

..............................................................
..............................................................
..............................................................
..............................................................

## Notes sur 5 :   ♡ ♡ ♡ ♡ ♡

..............................................................
..............................................................
..............................................................
..............................................................

Date : .....................

# Recettes 16 :

Parts      Temps de préparation      Temps de cuisson      Température du four

## Préparation :

.......................................................................

.......................................................................

.......................................................................

.......................................................................

.......................................................................

.......................................................................

.......................................................................

.......................................................................

.......................................................................

.......................................................................

## Ingrédients :

.......................................................................

.......................................................................

.......................................................................

.......................................................................

## Notes sur 5 :  ♡ ♡ ♡ ♡ ♡

.......................................................................

.......................................................................

.......................................................................

.......................................................................

Date : .....................

# Recettes 17 :

....................................................................

........... ............ ............ ...........

Parts | Temps de préparation | Temps de cuisson | Température du four

## Préparation :

....................................................................
....................................................................
....................................................................
....................................................................
....................................................................
....................................................................
....................................................................
....................................................................
....................................................................
....................................................................

## Ingrédients :

....................................................................
....................................................................
....................................................................
....................................................................

## Notes sur 5 :   ♡ ♡ ♡ ♡ ♡

....................................................................
....................................................................
....................................................................
....................................................................

Date : .....................

# Recettes 18 :

..................................................................................

Parts          Temps de          Temps de          Température
               préparation       cuisson           du four

## Préparation :

..................................................................................
..................................................................................
..................................................................................
..................................................................................
..................................................................................
..................................................................................
..................................................................................
..................................................................................
..................................................................................
..................................................................................

## Ingrédients :

..................................................................................
..................................................................................
..................................................................................
..................................................................................

## Notes sur 5 :  ♡ ♡ ♡ ♡ ♡

..................................................................................
..................................................................................
..................................................................................
..................................................................................

Date : .....................

# Recettes 19 :

.............................................................

Parts          Temps de          Temps de          Température
               préparation        cuisson            du four

## Préparation :

...........................................................................
...........................................................................
...........................................................................
...........................................................................
...........................................................................
...........................................................................
...........................................................................
...........................................................................
...........................................................................
...........................................................................

## Ingrédients :

...........................................................................
...........................................................................
...........................................................................
...........................................................................

## Notes sur 5 :   ♡ ♡ ♡ ♡ ♡

...........................................................................
...........................................................................
...........................................................................
...........................................................................

# Date : .....................

# Recettes 20 :

..................................................................................................

............... ............... ............... ...............

Parts      Temps de préparation      Temps de cuisson      Température du four

## Préparation :

..................................................................................................

..................................................................................................

..................................................................................................

..................................................................................................

..................................................................................................

..................................................................................................

..................................................................................................

..................................................................................................

..................................................................................................

..................................................................................................

## Ingrédients :

..................................................................................................

..................................................................................................

..................................................................................................

..................................................................................................

## Notes sur 5 :  ♡ ♡ ♡ ♡ ♡

..................................................................................................

..................................................................................................

..................................................................................................

..................................................................................................

Date : ........................

# Recettes 21 :

........................................................

Parts .............        Temps de préparation .............        Temps de cuisson .............        Température du four .............

Préparation :

........................................................
........................................................
........................................................
........................................................
........................................................
........................................................
........................................................
........................................................
........................................................
........................................................

Ingrédients :

........................................................
........................................................
........................................................
........................................................

Notes sur 5 :     ♡ ♡ ♡ ♡ ♡

........................................................
........................................................
........................................................
........................................................

Date : .....................

# Recettes 22 :

.................................................................

Parts          Temps de          Temps de          Température
              préparation        cuisson            du four

## Préparation :

.................................................................
.................................................................
.................................................................
.................................................................
.................................................................
.................................................................
.................................................................
.................................................................
.................................................................

## Ingrédients :

.................................................................
.................................................................
.................................................................
.................................................................

## Notes sur 5 :   ♡  ♡  ♡  ♡  ♡

.................................................................
.................................................................
.................................................................
.................................................................

Date : ..........................

# Recettes 23 :
..................................................................

........... ........... ........... ...........

Parts      Temps de      Temps de      Température
        préparation      cuisson      du four

## Préparation :

..................................................................
..................................................................
..................................................................
..................................................................
..................................................................
..................................................................
..................................................................
..................................................................
..................................................................
..................................................................

## Ingrédients :

..................................................................
..................................................................
..................................................................
..................................................................

## Notes sur 5 :   ♡  ♡  ♡  ♡  ♡

..................................................................
..................................................................
..................................................................
..................................................................

# Recettes 24 :

Parts

Temps de
préparation

Temps de
cuisson

Température
du four

## Préparation :

## Ingrédients :

## Notes sur 5 :

Date : ..............................

# Recettes 25 :

................................................................

**Parts** .................... **Temps de préparation** .................... **Temps de cuisson** .................... **Température du four** ....................

## Préparation :

................................................................
................................................................
................................................................
................................................................
................................................................
................................................................
................................................................
................................................................
................................................................
................................................................

## Ingrédients :

................................................................
................................................................
................................................................
................................................................

## Notes sur 5 :   ♡ ♡ ♡ ♡ ♡

................................................................
................................................................
................................................................
................................................................

Date : ....................

# Recettes 26 :

.......................................................................

Parts ........... Temps de préparation ........... Temps de cuisson ........... Température du four ...........

## Préparation :

.......................................................................
.......................................................................
.......................................................................
.......................................................................
.......................................................................
.......................................................................
.......................................................................
.......................................................................
.......................................................................
.......................................................................

## Ingrédients :

.......................................................................
.......................................................................
.......................................................................
.......................................................................

## Notes sur 5 :   ♡ ♡ ♡ ♡ ♡

.......................................................................
.......................................................................
.......................................................................
.......................................................................

# Date : .....................

# Recettes 27 :

..................................................

**Parts** ......... | **Temps de préparation** ......... | **Temps de cuisson** ......... | **Température du four** .........

## Préparation :

..................................................
..................................................
..................................................
..................................................
..................................................
..................................................
..................................................
..................................................
..................................................
..................................................

## Ingrédients :

..................................................
..................................................
..................................................
..................................................

## Notes sur 5 :  ♡ ♡ ♡ ♡ ♡

..................................................
..................................................
..................................................
..................................................

Date : .....................

# Recettes 28 :

.........................................................

........... Parts

........... Temps de préparation

........... Temps de cuisson

........... Température du four

## Préparation :

......................................................................
......................................................................
......................................................................
......................................................................
......................................................................
......................................................................
......................................................................
......................................................................
......................................................................
......................................................................

## Ingrédients :

......................................................................
......................................................................
......................................................................
......................................................................

## Notes sur 5 :   ♡ ♡ ♡ ♡ ♡

......................................................................
......................................................................
......................................................................
......................................................................

Date : ......................

# Recettes 29 :

................................................................

Parts | Temps de préparation | Temps de cuisson | Température du four

Préparation :

................................................................
................................................................
................................................................
................................................................
................................................................
................................................................
................................................................
................................................................
................................................................
................................................................

Ingrédients :

................................................................
................................................................
................................................................
................................................................

Notes sur 5 :  ♡ ♡ ♡ ♡ ♡

................................................................
................................................................
................................................................
................................................................

# Date : ...................

# Recettes 30 :
....................................................................................

**Parts**     **Temps de préparation**     **Temps de cuisson**     **Température du four**

## Préparation :

....................................................................................
....................................................................................
....................................................................................
....................................................................................
....................................................................................
....................................................................................
....................................................................................
....................................................................................
....................................................................................
....................................................................................

## Ingrédients :

....................................................................................
....................................................................................
....................................................................................
....................................................................................

## Notes sur 5 :  ♡ ♡ ♡ ♡ ♡

....................................................................................
....................................................................................
....................................................................................
....................................................................................

# Date : .....................

# Recettes 31 :

|  |  |  |  |
|---|---|---|---|
| Parts | Temps de préparation | Temps de cuisson | Température du four |

## Préparation :

.................................................................
.................................................................
.................................................................
.................................................................
.................................................................
.................................................................
.................................................................
.................................................................
.................................................................
.................................................................

## Ingrédients :

.................................................................
.................................................................
.................................................................
.................................................................

## Notes sur 5 :   ♡ ♡ ♡ ♡ ♡

.................................................................
.................................................................
.................................................................
.................................................................

Date : ......................

# Recettes 32 :

..............................................................

Parts     Temps de préparation     Temps de cuisson     Température du four

## Préparation :

..............................................................
..............................................................
..............................................................
..............................................................
..............................................................
..............................................................
..............................................................
..............................................................
..............................................................
..............................................................

## Ingrédients :

..............................................................
..............................................................
..............................................................
..............................................................

## Notes sur 5 :  ♡ ♡ ♡ ♡ ♡

..............................................................
..............................................................
..............................................................
..............................................................

Date : ........................

# Recettes 33 :

............................................................

**Parts**     **Temps de préparation**     **Temps de cuisson**     **Température du four**

## Préparation :

............................................................
............................................................
............................................................
............................................................
............................................................
............................................................
............................................................
............................................................
............................................................
............................................................

## Ingrédients :

............................................................
............................................................
............................................................
............................................................

## Notes sur 5 :  ♡ ♡ ♡ ♡ ♡

............................................................
............................................................
............................................................
............................................................

# Recettes 34 :

Date : .....................

Parts .............

Temps de préparation .............

Temps de cuisson .............

Température du four .............

## Préparation :

.......................................................
.......................................................
.......................................................
.......................................................
.......................................................
.......................................................
.......................................................
.......................................................
.......................................................
.......................................................

## Ingrédients :

.......................................................
.......................................................
.......................................................
.......................................................

## Notes sur 5 :  ♡ ♡ ♡ ♡ ♡

.......................................................
.......................................................
.......................................................
.......................................................

Date : ........................

# Recettes 35 :

........................................................................

| | | | |
|---|---|---|---|
| Parts | Temps de préparation | Temps de cuisson | Température du four |

## Préparation :

........................................................................
........................................................................
........................................................................
........................................................................
........................................................................
........................................................................
........................................................................
........................................................................
........................................................................
........................................................................

## Ingrédients :

........................................................................
........................................................................
........................................................................
........................................................................

## Notes sur 5 :   ♡ ♡ ♡ ♡ ♡

........................................................................
........................................................................
........................................................................
........................................................................

Date : .....................

# Recettes 37 :

................................................................

| | | | |
|---|---|---|---|
| Parts | Temps de préparation | Temps de cuisson | Température du four |

## Préparation :

................................................................
................................................................
................................................................
................................................................
................................................................
................................................................
................................................................
................................................................
................................................................
................................................................

## Ingrédients :

................................................................
................................................................
................................................................
................................................................

## Notes sur 5 :   ♡ ♡ ♡ ♡ ♡

................................................................
................................................................
................................................................
................................................................

Date : .....................

# Recettes 38 :

..............................................................

**Parts** .............  **Temps de préparation** .............  **Temps de cuisson** .............  **Température du four** .............

## Préparation :

..............................................................
..............................................................
..............................................................
..............................................................
..............................................................
..............................................................
..............................................................
..............................................................
..............................................................
..............................................................

## Ingrédients :

..............................................................
..............................................................
..............................................................
..............................................................

## Notes sur 5 :   ♡ ♡ ♡ ♡ ♡

..............................................................
..............................................................
..............................................................
..............................................................

Date : ....................

# Recettes 39 :

..........................................................

**Parts** ............  🕐 ............  **Temps de préparation**  **Temps de cuisson** ............  **Température du four** ............

## Préparation :

..........................................................
..........................................................
..........................................................
..........................................................
..........................................................
..........................................................
..........................................................
..........................................................
..........................................................

## Ingrédients :

..........................................................
..........................................................
..........................................................
..........................................................

## Notes sur 5 :  ♡ ♡ ♡ ♡ ♡

..........................................................
..........................................................
..........................................................
..........................................................

Date : ......................

# Recettes 40 :

......................................................................

Parts     Temps de préparation     Temps de cuisson     Température du four

## Préparation :

......................................................................

......................................................................

......................................................................

......................................................................

......................................................................

......................................................................

......................................................................

......................................................................

......................................................................

......................................................................

## Ingrédients :

......................................................................

......................................................................

......................................................................

......................................................................

## Notes sur 5 :   ♡ ♡ ♡ ♡ ♡

......................................................................

......................................................................

......................................................................

......................................................................

Date : .....................

# Recettes 41 :

..............................................................

Parts

Temps de
préparation

Temps de
cuisson

Température
du four

## Préparation :

..............................................................
..............................................................
..............................................................
..............................................................
..............................................................
..............................................................
..............................................................
..............................................................
..............................................................
..............................................................

## Ingrédients :

..............................................................
..............................................................
..............................................................
..............................................................

## Notes sur 5 :   ♡  ♡  ♡  ♡  ♡

..............................................................
..............................................................
..............................................................
..............................................................

Date : ......................

# Recettes 42 :

..........................................................

**Parts** ..............   **Temps de préparation** ..............   **Temps de cuisson** ..............   **Température du four** ..............

## Préparation :

..........................................................
..........................................................
..........................................................
..........................................................
..........................................................
..........................................................
..........................................................
..........................................................
..........................................................
..........................................................

## Ingrédients :

..........................................................
..........................................................
..........................................................
..........................................................

## Notes sur 5 :  ♡ ♡ ♡ ♡ ♡

..........................................................
..........................................................
..........................................................
..........................................................

Date : .........................

# Recettes 43 :

.......................................................................

.............  .............  .............  .............

Parts          Temps de       Temps de       Température
               préparation    cuisson        du four

## Préparation :

.......................................................................
.......................................................................
.......................................................................
.......................................................................
.......................................................................
.......................................................................
.......................................................................
.......................................................................
.......................................................................
.......................................................................

## Ingrédients :

.......................................................................
.......................................................................
.......................................................................
.......................................................................

## Notes sur 5 :   ♡ ♡ ♡ ♡ ♡

.......................................................................
.......................................................................
.......................................................................
.......................................................................

Date : .......................

# Recettes 44 :

........................................................................

Parts ............ Temps de préparation ............ Temps de cuisson ............ Température du four ............

## Préparation :

....................................................................................
....................................................................................
....................................................................................
....................................................................................
....................................................................................
....................................................................................
....................................................................................
....................................................................................
....................................................................................
....................................................................................

## Ingrédients :

....................................................................................
....................................................................................
....................................................................................
....................................................................................

## Notes sur 5 :   ♡ ♡ ♡ ♡ ♡

....................................................................................
....................................................................................
....................................................................................
....................................................................................